Regnault.

EAUX THERMALES

DE

Bourbon-l'Archambault ;

DE LEURS EFFETS

DANS LE TRAITEMENT DES MILITAIRES ADMIS

A L'HOSPICE EN 1843.

PAR M. E. REGNAULT,

Médecin-Inspecteur.

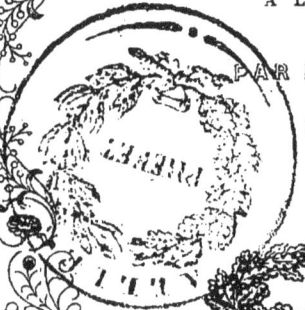

Moulins ,

IMPRIMERIE DE P.-A. DESROSIERS.

EAUX THERMALES

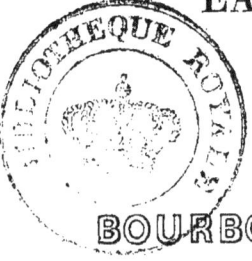

DE

BOURBON-L'ARCHAMBAULT.

Lorsqu'on étudie l'action des eaux thermales, qu'on cherche à se rendre compte de leurs effets, et à en déduire des principes applicables à tous les cas qui se présentent, on ne tarde pas à s'appercevoir que la question est des plus complexes. Non seulement en effet tous les genres de maladies chroniques ne comportent par le même mode d'application des eaux, mais encore dans chaque genre lui même, cette application doit être modifiée selon la durée et l'intensité du mal, selon l'âge, la constitution et l'excitabilité naturelle du sujet. De là les appareils variés et nombreux qui n'ont d'autre but que de modifier selon des nuances infinies, soit la température de l'eau, soit la force et la forme des douches; auxiliaires indispensables surtout à des eaux aussi actives que celles de Bourbon-l'Archambault, et qui, joints aux propriétés spéciales de quatre sources différentes, permettent au médecin d'administrer les eaux dans beaucoup de genres de maladies chroniques.

Lors donc qu'on vient à comparer entr'eux les cas même les plus analogues, les différences dans la forme et la durée du traitement qui résultent de certaines conditions particulières à chaque sujet, rendent toujours la comparaison inexacte et l'analyse difficile. Cependant c'est par cette analyse de chaque jour et de chaque malade que le médecin a été conduit à varier et à combiner les divers modes d'administrer les eaux minérales; il n'a procédé et il ne peut procéder encore que par la déduction des faits qui s'accomplissent tous les jours sous ses yeux ; et de même qu'un médecin, quelqu'instruit qu'il soit des propriétés physiques et chimiques d'un médicament, ne peut se faire une idée précise de ses effets s'il ne l'a administré à différentes doses, de même il faut avoir manié, il faut avoir dosé les eaux thermales pour pouvoir les appliquer avec discernement et précision : et malheureusement ces agens ne sont à la portée que du petit nombre.

Faut-il conclure de là que le médecin d'un établissement thermal devra négliger de communiquer les résultats de son expérience ? N'est-ce pas au contraire un puissant motif pour qu'il s'empresse d'initier à ses études tous ceux à qui ce sujet est inaccessible ? Et, quand bien même d'ailleurs ce ne serait pas une des conditions rigoureuses des fonctions qui lui sont confiées , la science et l'humanité ne lui feraient-elles pas un devoir de partager avec tout le monde les fruits que sa position spéciale lui permet de receuillir?

Une des divisions de l'établissement thermal de Bourbon-l'Archambault a présenté cette année une circonstance très favorable à l'étude méthodique de l'action des eaux. L'administration de la Guerre avait résolu de créer un hôpital thermal moins excentrique que Bourbonne et Barrèges; Bourbon-l'Archambault par sa position centrale, par l'abondance de sa source, par la double analogie de ses propriétés médicales avec Barrèges et Bourbonne, a paru réunir tous les avantages désirables et a fixé la préférence. Des salles contenant provisoirement soixante lits ont été créées dans un annexe de l'hospice civil; et dans la précipitation avec laquelle il a fallu pourvoir aux exigeances les plus pressantes du service, on n'a pu organiser qu'un mode uniforme de bains et de douches. Il consiste en une vaste piscine commune contenant 10 ou 12 malades à la fois, alimentée directement par la source thermale, et pourvue de quatre douches à réservoir commun, dont par conséquent la température était la même. La force seule du jet pouvait être modifiée au moyen du robinet.

J'ai pensé que c'étaient là des données précieuses pour étudier l'action de l'eau thermale, puisque la question se trouvait naturellement dégagée de plusieurs des éléments qui la compliquent ailleurs; c'est à dire, qu'un certain nombre de malades du même âge et de la même condi-tion sociale et soumis au même régime, mais atteints d'affections différentes, ont dû suivre un traitement de même forme et de même durée.

Le temps des eaux est divisé pour les militaires en deux saisons; la première du premier juin au 31 juillet; la seconde du premier aout au 30 septembre; mais dans quelques cas particuliers le médecin est autorisé à prolonger le séjour des malades. Cette saison de soixante jours à des eaux énergiques comme le sont celles de Bour-bon-l'Archambault, offre une grande latitude au médecin, et lui procure la précieuse resource de suppléer aux appareils propres à modérer l'action excitante de l'eau thermale à l'état naturel, par la gradation qu'il peut mettre dans le nombre et dans la durée des bains et des douches; en un mot, de pouvoir administrer les eaux, pour ain-si dire, dans toute leur pureté et toute leur sim-plicité.

C'est en effet une circonstance également fâ-cheuse pour le malade et pour le médecin que la détermination qu'ont prise la plupart de ceux qui arrivent aux eaux, de n'y rester qu'un temps donné et en général trop court. Il en résulte pour le médecin la nécessité de précipiter le traitement, d'avoir à sa disposition un nombre d'appareils et de moyens suffisants pour qu'il s'en rencontre presque toujours un qui puisse s'adapter à l'état, quelqu'il soit, où se trouve le sujet ; car les malades regardent tout intervalle dans le traitement comme du tems perdu, et ne s'y soumettent qu'avec répugnance.

Un autre inconvénient de cette précipitation dans le traitement, c'est qu'elle permet à peine au médecin de suivre les différentes phases de l'action des eaux ; c'est qu'en brusquant ainsi le résultat de la cure, on la manque, ou du moins on en retarde la manifestation ; c'est que cette guérison tardive est toujours pour le malade un sujet de doute et de découragement ; et que, n'arrivant quelque fois qu'un mois ou deux après le départ des eaux, elle est souvent moins complète et moins durable que lorsque s'opérant sous les yeux du médecin qui l'a provoquée, il a pu la diriger jusqu'à son entier accomplissement, et y mettre, pour ainsi dire, la dernière main.

C'est à ce point de vue surtout que les salles militaires sont un précieux théâtre d'étude. Là, rien de heurté, rien d'incomplet. Le médecin a le tems nécessaire pour essayer sur le malade la portée de l'eau thermale, pour provoquer les crises, en suivre le développement, en arêter les effets, et arriver, par une application des eaux sagement calculée, à un résultat presque toujours aussi satisfaisant que décisif.

C'est pourquoi j'aime à croire que la publication du rapport annuel destiné au Conseil de santé des armées, bien que ne comportant pas, par son cadre restreint, tous les développements que la science est en droit d'attendre d'un pareil sujet, ne serait cependant pas vue sans intérêt par ceux qui s'occupent d'hydrologie minérale.

Décembre, 1843.

RAPPORT

A M. L'INTENDANT MILITAIRE DE LA 19e DIVISION.

Cent malades ont été dirigés, pendant l'année 1843, sur les Eaux thermales de Bourbon-l'Archambault. Dans ce nombre figurent 92 soldats et sous-officiers appartenant à tous les corps de l'armée; 4 officiers de différentes armes, et 4 gardes-forestiers, assimilés aux militaires par la Circulaire Ministérielle du mois de février 1842.

Ces cent malades appartiennent, dans les proportions suivantes, aux trois divisions générales adoptées dans le service militaire :

Fiévreux 48
Blessés 37
Vénériens et dartreux. 15
                                    ————
                                    100

D'après le résultat du traitement des Eaux thermales, on trouve que 13 ont été traités sans succès; 9 ont éprouvé une légère amélioration; 35 ont ressenti un mieux très notable et sont dans des conditions de guérison prochaine; 43 sont complétement guéris.

Au reste le tableau suivant offre d'une manière précise et détaillée le nombre et le genre des maladies selon lesquelles se répartissent les 100 malades, et le résultat obtenu par Eaux thermales dans chaque genre de maladie.

CLASSES.	GENRES DE MALADIES.	NOMBRE.	TRAITÉS SANS SUCCÈS.	SOULAGÉS.	GUÉRIS PROCHAINEM.	GUÉRIS.	OBSERVATIONS.
FIÉVREUX	Douleurs rhumatismales . .	15	»	»	7	8	
	Névralgies (1)	15	4	1	7	3	(1) Sciatiques, lombaires, intercostales, etc.
	Arthrite rhumatismale . . .	9	1	1	3	4	
	Obstructions viscérales (2). .	4	»	»	»	4	(2) Suites de dyssenteries et de fièvres contrac-
	Péritonite chronique. . . .	2	1	»	»	1	tées en Afrique.
	Paralysie	2	»	1	1	»	
	Gravelle.	1	»	1	»	»	
		48	6	4	18	20	
BLESSÉS.	Tumeurs blanches	6	1	»	2	3	(3) Du poignet, du coude, des genoux, de la
	Ulcères scrofuleux	6	»	1	2	3	hanche.
	Engorgements ganglionaires.	5	1	»	2	2	
	Carie.	3	»	»	3	»	
	Arthrite traumatique . . .	7	2	»	3	2	
	Hydarthrose.	2	1	»	»	1	(4) Suites de luxations et d'entorses.
	Déchirure des tendons . . .	1	»	1	»	»	
	Atrophie musculaire	2	1	»	1	»	
	Cal vicieux	3	1	2	»	»	
	Ophthalmie (5)	2	»	»	»	2	(5) Ectropion, ophthalmie blénorrhagique.
		37	7	4	13	13	
DARTREUX.	Psoriasis	2	»	1	1	»	
	Lichen	6	2	»	1	5	
	Mentagre	3	»	»	1	2	
	Prurigo.	2	»	»	»	2	
	Eczéma	1	»	»	»	1	
	Lepra syphilitica	1	»	»	1	»	
		15	»	1	4	10	
	Total général. ·	100	13	9	35	43	

RHUMATISMES.

Ici, comme toujours, les affections désignées sous le nom général de rhumatismes, douleurs rhumatismales, rhumatismes goutteux ou arthrite rhumatismale, et névralgies, figurent pour plus d'un tiers dans le nombre total des malades. J'ai dù consigner le résultat produit par les eaux dans ces genres de maladies d'après l'état des militaires au moment de leur départ; mais pour pouvoir se prononcer d'une manière positive, il serait indispensable d'être instruit de l'état de ces malades deux ou trois mois après leur sortie de l'hospice. Car, s'il arrive le plus souvent que dans les névralgies et le rhumatisme erratique le mieux et la guérison ne se fassent sentir qu'après le temps nécessaire pour que la perturbation et l'excitation produites par les Eaux soient entièrement calmées, de même aussi des malades qui semblent complétement guéris à leur sortie de l'hopital peuvent subir une récidive, surtout lorsqu'ils sont soumis de nouveau à l'influence de la cause première de leur mal ; comme je le remarque fréquemment chez les gardes-forestiers atteints presque tous de douleurs arthritiques, et chez lesquels le mieux produit par les Eaux ne persiste que pendant une année ou deux.

Dois-je dire aussi que je ne puis m'empêcher de conserver des doutes sur l'état de quelques-uns des militaires atteints de névralgies, et qui figurent comme ayant été traités sans succès ? A les en croire, ni leur état général, ni leur douleur locale n'auraient éprouvé la moindre modification, bonne ou mauvaise, pendant un traitement de deux mois. Comme d'ailleurs, malgré la prétendue persistance de leur mal, leur santé paraissait parfaite, que l'appétit et le sommeil n'étaient nullement troublés, j'ai été porté à penser qu'ils pouvaient peut-être avoir quelqu'intérêt à se dire atteints d'une maladie souvent fort rébelle, il est vrai, mais qui échappe à tous moyens de constatation. Je dois faire exception à l'égard d'un des quatre malades dont je parle, le nommé Loyonnet, fusillier au 2e régiment d'infanterie de marine, atteint d'une névralgie sacro-sciatique fort rebelle, qui a profondément altéré sa constitution, au point que les douches n'ont pu lui être administrées que par intervalle et avec beaucoup de ménagements, parce qu'elles déterminaient la fièvre. J'avais soupçonné chez ce sujet une maladie de l'articulation coxo-fémorale, mais je n'ai découvert aucun symptôme ultérieur capable de confirmer cette opinion.

Je citerai, par compensation, les nommés Vinckel, gendarme d'Indre-et-Loire ; Ficher et Paschal, de la garde municipale de Paris ; Debouille, du 74e de ligne, atteints de névralgies-sciatiques ; et les nommés Blanc, garde municipal ; Plault, gendarme de la Vienne ; Cousson, garde-forestier ; Pachère, du 6e hussard, Seryès, du 16e léger ; Collongys, du 7e cuirassier etc., atteints d'arthrites rhumatismales, tous traités avec le plus grand succès.

En somme, et eu égard à la saison constamment froide et humide, le résultat obtenu chez les rhumatisants de tout genre, doit paraître satisfaisant.

OBSTRUCTIONS.

Par obstructions viscérales, j'ai désigné l'état pathologique de quelques viscères abdominaux, consécutif aux fièvres ou à la dyssenterie contractées en Afrique. Chez deux militaires, c'étaient surtout les glandes mésentériques ; chez un autre, c'était la rate qui était tuméfiée ; le le 4e enfin, le nommé Bernard, artilleur, de la réserve de la Côte-d'Or, offrait les signes les mieux caractérisés de l'hépatite chronique. Après avoir été traité sans succès dans plusieurs hôpitaux du continent, il fut renvoyé dans ses foyers, et désigné plus tard pour être traité à Vichy. Mais comme cet établissement n'a pas de salles militaires, il fut dirigé sur Bourbon-l'Archambault d'où, grâce aux bains, aux douches ascendantes prises tous les deux jours, et à un litre d'eau de Saint-Pardoux bu le matin à jeun pendant deux mois, il est sorti parfaitement guéri. Quel résultat plus complet et plus satisfaisant aurait-on pu espérer des Eaux de Vichy?

Arrètche, tambour major du 32e de ligne, a contracté au bivouac d'Afrique des douleurs rhumatismales dans tous les muscles, puis la fièvre et la dyssenterie étant survenues, les jambes, les cuisses et l'abdomen se sont ædematiés, et ce malade est tombé dans le marasme. Evacué sur Antibes, il y a été traité fort longtemps par divers moyens qui ont eu peu de succès. Le 25 juillet, à son arrivée à Bourbon, appétit et digestion nuls, vomissements et constipation opiniâtres, glandes mésentériques engorgées : la maigreur et le teint hâve, les jambes énormément enflées et raides, la taille maintenue fléchie par le lombago, font de ce géant l'objet de la surprise et de la pitié générales. Il est immédiatement soumis à l'application énergique des Eaux qui provoquent dès le cinquième jour une transpiration très abondante; eau de Saint-Pardoux mêlée au vin pendant les repas ; au bout de 15 jours, l'excitation est portée jusqu'à la fièvre ; elle cède aussitôt à quelques jours de repos et à un purgatif réitéré ; le traitement est repris ; on y joint l'usage des douches ascendantes ; un mois de traitement détermine une amélioration remarquable, et le 21 septembre le malade sort parfaitement guéri.

Lagrange, du 22e de ligne, après avoir eu la dyssenterie en Afrique, a été évacué en France où il est traité depuis un an dans les hôpitaux militaires. Il arrive à Bourbon-l'Archambault le 22 mai, se plaignant de coliques et de gargouillemens continuels, surtout dans l'hypocondre gauche ; la rate très grosse descend au niveau de l'ombilic; le reste du ventre est empâté; les jambes , et surtout la gauche, ædematiées ; elle est le siége d'une vive douleur ; toute la peau est jaune et sèche ; la constipation opiniâtre, l'appétit et le sommeil nuls. Bains , douches ascendantes, eau de Saint-Pardoux ; plustard, lorsque l'œdème a disparu ,ventouses sur les parties douloureuses et douches ; le 31 juillet il sort parfaitement guéri.

Brun, du 6ᵉ d'artillerie, est à peu près dans les mêmes conditions pathologiques :· il est traité par les mêmes moyens et avec le même succès.

PÉRITONITE.

Des deux malades affectés de péritonite , l'un , Bourasset, du 5ᵉ léger, est dans un tel état de faiblesse que la moindre excitation ramène la fièvre, et qu'il n'a retiré aucun avantage des Eaux ; l'autre, Chevalier, du 8ᵉ régiment de chasseurs, est atteint de péritonite partielle et circonscrite, résultat d'un coup de pied de cheval. Les bains et les douches, quelques ventouses scarifiées, et surtout les douches ascendantes, lui ont été administrés avec le plus grand succès.

PARALYSIE.

Deux cas de paralysie seulement se sont présentés , une hémiplégie et une paraplégie.

Le nommé Dablincourt, de la 1ʳᵉ compagnie de gendarmes vétérans, agé de 52 ans, a ressenti, il y a six mois, un engourdissement douloureux dans le flanc droit , qui a envahi rapidement la jambe et tous les muscles du côté droit ; convenablement traité , son état s'est un peu amélioré. A son arrivée à Bourbon-l'Archambault, il offre de la raideur dans tous les muscles du côté malade; la progression est très pénible ; la langue embarrassée et l'intelligence obtuse. Les bains d'abord, puis les douches, lui sont administrés à une température basse ; on maitrise l'excitation par des ventouses sur les lombes et à la nuque, par des purgatifs réitérés, et le malade sort dans un état très satisfaisant qui ferait présager une guérison prochaine si de pareilles affections étaient susceptibles de guérir.

M. Barbier, capitaine de génie, fut atteint subitement de paraplégie complette à la suite d'une chûte de 10 mètres de hauteur. Il a pris pendant plusieurs années les Eaux de Bourbonne avec beaucoup de succès, puisqu'il ne lui reste plus qu'un peu de paralysie des organes urinaires, mais les deux pieds sont encore complétement paralysés, et le malade ne marche qu'au moyen d'un mécanisme fixé au talon de sa chaussure et qui maintient le pied à angle droit. Les Eaux de Néris n'ont eu aucune influence sur cet état; celles de Bourbon, administrées sous formes de douches ascendantes et de douches écossaises surtout, ont paru produire une légère amélioration qui, j'espère, s'accroîtera par le repos; car, à son départ, le malade était en proie à une vive excitation.

CONSIDÉRATIONS GÉNÉRALES.

S'il est des cas dans lesquels il soit permis de suivre et d'étudier les effets des Eaux, et d'en prévoir les résultats, c'est assurément dans les affections des os et du périoste, des ligamens et des aponévroses, des glandes et du tissu cellulaire, qui constituent les différents aspects de la maladie scrofuleuse. Ici le mode d'action des eaux est si constant et si uniforme qu'on peut l'ériger en loi. Dès le début les eaux paraissent produire un effet favorable, quelquefois insensible, toujours sans perturbation et sans crise : puis tout-à-coup, après un temps qui varie du 15e au 30e jour, surviennent l'insomnie, l'inappétence, la fièvre; les douleurs se réveillent aussi aigües que jamais; les tumeurs augmentent de volume, les ulcères indolens se ravivent, les ouvertures fistuleuses s'aggrandissent, des tumeurs phlegmoneuses apparaissent souvent, les

cicatrices se déchirent et deviennent le siége d'hémorrha-
gies , le pus coule avec abondance : en un mot , l'excitation est extrême et le mal revêt tous les caractères de la
période la plus aigüe. C'est alors que les Eaux doivent
momentanément céder la place à la thérapeutique ordi-
naire. Le repos, les délayants, les purgatifs surtout , et
la saignée même chez certains sujets , mettent terme en
quelques jours à cet état qui est pour le malade un sujet
d'alarme et de découragement. A ces symptômes effra-
yants qui ne persistent jamais plus de huit jours , succè-
dent le calme et le sommeil; l'appétit revient plus vif
qu'auparavant, les tumeurs s'effacent , les ulcères se dé-
tergent, la suppuration tarit, et la guérison marche rapidement pour être cette fois solide et définitive. Aussi le
but du médecin , dans l'administration des Eaux , doit-il
être de provoquer le plutôt possible cette crise salutaire ,
car il sait que sans elle il n'y a point de résultat complet,
de cure vraiment durable.

J'insiste plus spécialement ici sur cette loi qui régit
l'action de l'eau thermale de Bourbon-l'Archambault ,
parce qu'elle est invariable chez les blessés, et qu'il est
facile, pour ainsi dire, d'en suivre l'accomplissement des
yeux et de la main. Car , d'ailleurs , le mode d'action des
eaux est le même que chez les fiévreux et les dartreux ,
bien qu'il soit moins saisissable, moins palpable en quelque sorte sur les malades de ces deux dernières classes.
Il n'y a d'exception à cette loi que pour des cas particuliers qui ne comportent l'application des eaux thermales
que comme sédatives et toniques , effet qu'on obtient au
moyen d'une température et d'appareils différents. Mais
ces cas exceptionnels sont en quelque sorte spéciaux
aux femmes , et se rencontrent rarement chez les militaires.

Mais le but de ces observations est surtout de faire sentir combien il est important que les médecins chargés de
désigner les malades qui doivent être dirigés sur les eaux

de Bourbon-l'Archambault, explorent avec soin les organes de la poitrine, afin de ne pas exposer aux funestes conséquences de la crise que je viens de décrire des sujets atteints d'affections latentes ou commençantes des organes thoraciques, ainsi qu'il s'en est rencontré deux exemples sur les cent malades objet de ce rapport.

Le premier est le nommé Lebeaux, fusilier au 6e régiment de ligne, envoyé aux eaux pour de vastes ulcères scrofuleux des régions cervicales et claviculaires. Or, ce malade était atteint en même temps de tubercules pulmonaires qui se révélèrent promptement sous l'influence des eaux thermales, et qui n'auraient pas manqué de se développer d'une manière aussi funeste que rapide.

L'autre, le nommé Battendier, du 8e d'infanterie légère, était envoyé pour une névralgie intercostale, coïncidant avec une pleuro-péricardite qui, au contact de l'eau thermale, passa rapidement à l'état aigu , et faillit avoir une terminaison fatale.

TUMEURS BLANCHES.

Sur 6 cas de tumeurs blanches, un seul a été traité sans succès : Bréjat, du 61e de ligne, n'est arrivé que le 2 septembre ; le genou gauche est envahi par une énorme tumeur fort douloureuse, et où la fluctuation est manifeste : toute l'articulation est le siége d'un travail inflammatoire fort aigu que j'ai dû combattre d'abord par les moyens ordinaires. Il est évident que ce malade a été envoyé prématurément aux eaux. Je n'ai pas cru devoir l'évacuer immédiatement sur l'hôpital voisin, tant il m'a paru épuisé par la route qu'il venait de faire, et peu susceptible d'être exposé sans danger à de nouvelles fatigues.

Si je ne craignais de dépasser les bornes de ce rapport déjà trop long, je me plairais à raconter le succès fort remarquable obtenu chez tous les autres sujets atteints de tumeur blanche : les nommés Brunet , du 61e de ligne, portant une tumeur blanche au poignet ; Campas, du 1er léger, une tumeur blanche au coude ; Bardeau , du 9e d'artillerie, atteint de tumeur blanche au genou et au pied gauche ; Davoust , de la 3e compagnie d'infanterie légère d'Afrique, de tumeur blanche de l'articulation coxo-fémorale, tous dans un état plus ou moins marqué de marasme, épuisés par d'abondantes suppurations , n'ayant la plupart d'autre chance de salut que l'amputation, et qui , après avoir subi avec intensité la crise que je viens de décrire, sont sortis dans un état de guérison complète ou très avancée.

J'en dirai autant des sujets atteints de carie, d'ulcères scrofuleux , d'engorgements des ganglions cervicaux. Malgré mon désir d'être bref , je ne puis m'empêcher de citer quelques exemples bien propres à établir le mode d'action des eaux thermales.

Pradines, fusilier au 64e de ligne, entre à l'hôpital le 18 août. Il porte à la partie moyenne et externe de la cuisse droite une large ouverture fistuleuse, par laquelle s'échappe une suppuration abondante, surtout lorsqu'on comprime la région trochantérienne qui est le siége d'un empâtement assez étendu. Un stylet, introduit par l'orifice fistuleux, pénètre profondément, puis remonte facilement vers l'articula_ tion coxo-fémorale. Tout le membre est le siége d'une douleur brûlante et continue. Il y a fièvre le soir, et insomnie complète ; maigreur extrême, peau terreuse, pas de toux. Bains d'une demie-heure le matin. Le dixième jour, la fièvre augmente ; elle devient continue ; la langue sèche et rouge ; la soif ardente ; la diarrhée constante ; l'orifice fistuleux s'est agrandi et donne issue à des flots de pus sanguinolant et fétide ; tisanne rafraîchissante ; diascordium, cataplasmes. Retour à l'état premier au bout de huit jours. On reprend les bains avec douches pluviales sur la hanche. Retour des mêmes symptômes de surexcitation persistant pendant quinze jours, suivis d'une grande pro ·

stration. On joint aux premiers moyens quelques pilules de sulfate de kinine. Vers le quarantième jour, la fièvre tombe, la diarrhée cède ; l'appétit et le sommeil reparaissent ; la suppuration se tarit insensiblement ; la tumeur de la hanche s'efface ; la fistule se ferme ; le malade se lève, marche ; et lorsqu'il part le 19 octobre, il ne lui reste plus qu'à reprendre un peu d'embonpoint et de forces pour se dire entièrement guéri.

Voici un autre exemple, où les diverses phases du traitement sont encore plus palpables. Pélissier , âgé de 20 ans, infirmier militaire à l'hôpital de Saint-Denis , de haute taille , de complexion grêle , imberbe ; a la peau blanche ; les pommettes roses , la poitrine rentrée ; il porte à la partie moyenne et postérieure de l'avant-bras , et à la partie moyenne et externe de la jambe deux petites ouvertures fistuleuses presque cicatrisées, adhérentes au périoste. Depuis long-temps , et malgré le traitement le plus rationnel, cet état persiste sans modification. Bains généraux et douches chaque matin , qui pendant un mois ne déterminent aucun changement appréciable. De temps en temps, il se forme une croûte qui tombe au bout de deux ou trois jours. Enfin, vers le trentième jour, il survient insensiblement un peu de fièvre ; l'appétit se perd ; l'avant-bras devient douloureux, se tuméfie, prend un aspect érysipèlateux , l'ouverture fistuleuse s'agrandit et donne passage à une suppuration abondante. Repos, cataplasmes, purgatif réitéré. Pendant ce temps, l'état de la jambe n'a pas varié. Au bout de dix jours , tous les symptômes de surexcitation généraux et locaux sont tombés ; on reprend les douches ; la fistule se tarit et se cicatrise sans adhérence, lorsque, quelques jours après , les mèmes phénomènes, généraux et locaux, réapparaissent à la jambe, et sont suivis des mèmes résultats. Ne peut-on pas en conclure qu'il ne peut y avoir de guérison durable sans retour à l'état aigu ?

En voici un autre exemple encore plus concluant. Péron, du 50ᵉ régiment de ligne, âgé de 32 ans, est affecté
depuis fort longtemps d'engorgement des ganglions cervicaux et sous maxillaires qui s'abcèdent successivement,
se cicatrisent avec lenteur, en laissant des brides , des
adhérences vicieuses au milieu desquelles s'ouvrent de
temps en temps de nouvelles fistules. A son arrivée à
Bourbon-l'Archambault, il offre une tumeur ainsi cou-
turée et ulcérée envahissant toute la région sous maxillaire gauche. Après un petit nombre de bains et de
douches , je travaille à obtenir une cicatrice moins
vicieuse en ébarbant les plaies avec les ciseaux cour-
bes. En effet , vers le quinzième jour , la cicatrisation
est complète; mais quelques jours après Péron se plaint
de devenir sourd, et cette incommodité augmente de jour
en jour. — Saignée ; purgatif réitéré sans succès ; je pres-
cris d'appliquer le plus longtemps possible la douche
chaude sur la cicatrice sous maxillaire. Six jours après,
elle se déchire ; la tumeur mal circonscrite qui persistait
devient le siége d'une inflammation franche et d'une suppuration abondante, sous l'influence de laquelle la surdité disparaît; puis enfin l'inflammation cède et fait place
à une bonne et solide cicatrice.

Ainsi, chez les blessés surtout, l'action des eaux pro-
cède d'après une loi uniforme dans les affections légères
comme dans les maladies graves, et le résultat en est toujours favorable après un temps plus ou moins long. S'il
m'a été permis , en effet , de constater la guérison complète et définitive de quelques cas graves, c'est grace à la
faculté qui m'a été accordée de prolonger le séjour de certains malades au-delà de la saison. Ainsi, les nommés
Brunet et Campas que j'ai cités plus haut, ne sont partis
guéris, l'un d'une tumeur blanche au poignet, l'autre
d'une affection pareille au coude, qu'après quatre mois
de séjour aux eaux. Je ne doute pas que le temps seul ne

suffise à compléter la guérison de quelques autres, tels que Dutay, du 4e bataillon de chasseurs d'Orléans, atteint de carie du sternum et des cartilages costaux; Laporte, du 64e régiment de ligne, qui portait un large ulcère indolent à la partie externe et inférieure du genou, avec trajets fistuleux dans toute l'articulation, etc; quant à Girardin, du 57e de ligne, et Rives, du 1er régiment de génie, affectés de carie de l'arcade surcilière et de la pommette avec vastes ulcérations scrofuleuses de la joue et du cou; Jenot, du 2e bataillon d'infanterie légère d'Afrique, atteint d'une énorme tumeur blanche au coude, avec ulcères scrofuleux à la hanche et à la cuisse, il sera nécessaire de les diriger de nouveau sur les eaux de Bourbon pour achever leur guérison.

ARTHRITE TRAUMATIQUE. HYDARTHROSES.

Par arthrite traumatique, j'ai désigné les fausses ankiloses avec ou sans gonflement des articulations, suites de luxations, de coups ou d'entorses. Le résultat du traitement a varié selon l'ancienneté et la gravité du mal. En général il a été satisfaisant surtout à l'égard des nommés Roqueplot, maréchal-des-logis à la 3e compagnie de cavaliers vétérans; et Lallement, maréchal-des-logis au 7e régiment de dragons, atteints de distensions énormes de l'articulation tibio-tarsienne, et qui ont laissé leurs béquilles en partant; tandis que Ravey du 10e dragons et Feuillade du 4e cuirassiers, atteints d'engorgement à la suite de simples entorses, n'ont retiré aucun avantage des eaux sans que je puisse me rendre compte des causes de cet insuccès.

Des deux sujets atteints d'hydarthrose, l'un, Masson du 15e de ligne, porte un épanchement dans les gaines tendineuses du genou. Après plusieurs alternatives de mieux et de récidive, le résultat définitif a été peu satisfaisant.

L'autre, Jauffred du 9e d'artillerie, avait les deux genoux et l'articulation coxo fémorale droite distendus par une énorme quantité de liquide ; il avait été infructueusement traité par les moyens les plus énergiques ; un long séjour dans les hôpitaux, le désespoir auquel il se livre sans cesse de ne pouvoir quitter le lit, joints à de vives souffrances, ont profondement altéré la constitution de ce malade. Ce n'est qu'après 40 jours de bains, de douches avec applications fréquentes de cornets, que Jauffred commence à voir ses tumeurs s'amollir et diminuer de volume. Une fois ce premier pas fait, la résorption s'opère rapidement, surtout lorsque le malade a commencé à marcher : le désespoir fait place à la confiance ; à sa sortie, il ne lui manque pour être complètement guéri, qu'un peu plus de résistance dans ses articulations. Je ne doute pas qu'il ne l'ait recouvrée promptement.

Quel résultat attendre des eaux sur des membres dont les muscles sont dans des rapports a normaux à la suite de fractures qui ont changé la direction des os? Un peu plus de souplesse dans les articulations voisines. Aussi est-ce tout ce qu'ont éprouvé les nommés Thiérard et Bomblin, gendarmes vétérans, et Tribot du 2e de ligne, porteurs de cals vicieux.

OPHTHALMIES.

Deux cas d'ophthalmie se sont présentés, l'un d'ophthalmie blénorrhagique, l'autre d'ectropion double.

M. M......, lieutenant d'artillerie, atteint depuis longtemps d'arthrite blénorrhagique, a éprouvé en même temps une violente ophthalmie passée aujourd'hui à l'état chronique, réapparaissant facilement par l'effet des écarts de régime dont le malade ne s'abstient pas assez scrupuleusement ; à son arrivée aux eaux, il est surtout préoccupé de vives douleurs dans les articulations sacro-

vertébrales , tarsiennes et métatarso-digitales : la pulpe
plantaire est tuméfiée et fort sensible. Insomnie
presque complette. Bains; douches sur les parties douloureuses; prescription rigoureuse d'éviter la lumière
du soleil et de porter des conserves bleues. Ici tout indi-
que de diriger avec les plus grands ménagements la crise
que va déterminer l'action de l'eau thermale. Aussi a-t-
on recours fréquent aux cornets ; malgré ces précautions,
tous les symptômes s'aggravent et l'ophthalmie redevient
intense. Saignée, purgatif réitéré; obscurité constante;
application continue d'eau de Jonas sur les yeux. Le 3e
jour l'ophthalmie cède : douches sur les yeux avec l'eau
de Jonas; bains d'eau thermale sans douches : retour des
symptômes à l'état chronique. Alors suspension du
traitement pendant 15 jours : amélioration sensible.
Reprise de traitement, avec insistance particulière sur les
douches d'œil d'eau de Jonas. Le sommeil et l'appétit reparaissent comme dans l'état normal, la coloration de la
conjonctive s'efface; il ne reste plus qu'un peu de sensibi-
lité à la pulpe plantaire ; le malade part en état de reprendre immédiatement son service. Je pense qu'il y a, sinon
nécessité, du moins prudence de revenir aux eaux à la
prochaine saison.

Mortin, âgé de 45 ans, sous-officier à la 7e compagnie
de vétérans, est atteint depuis 12 ans d'un renversement
des deux paupières inférieures très-prononcé ; (ectropion double). Il a été traité sans succès dans beaucoup
d'hôpitaux militaires : son état s'aggrave de jour en jour.
Arrivé le 20 août aux eaux , il est mis immédiatement à
l'usage de trois douches d'eau de Jonas par jour pour
tout traitement. Au bout de quinze jours , il survient un
mieux sensible surtout du côté gauche; on ajoute au
traitement l'usage de légères douches d'Eau thermale le
matin, et de lotions d'Eau thermale le jour dans l'intervalle des douches d'Eau de Jonas. Le 25e jour, sa pau-

pière gauche est revenue à l'état normale ; l'état de l'œil droit est beaucoup moins satisfaisant; le bourrelet formé par la conjonctive est toujours très saillant ; je le touche une seule fois légèrement avec un crayon de nitrate d'argent. A partir de ce jour, la guérison fait de rapides progrès , et le 10 octobre, Mortin sort sans aucune autre lésion appréciable des yeux qu'un éger épiphora. C'est avec la plus vive satisfaction que j'apprendrais, après six mois, l'état des paupières de Mortin dont la guérison a été vue avec autant de surprise que d'intérêt par plusieurs hommes de l'art qui en ont suivi les phases.

DARTRES. SYPHILIDES.

J'ai indiqué au tableau les variétés de maladies cutanées qu'ont offert les 15 dartreux. Les plus remarquables sont un psoriasis guttata fort intense qui a envahi complétement tous les membres de Crosnier, du 1er léger. Cette affection a été dès l'abord fort rébelle à l'action des Eaux, le mauvais état de l'atmosphère favorisant peu la transpiration ; mais enfin elle a cédé vers le 40e jour, et Crosnier à sa sortie n'a plus que des tâches à la peau qui s'effacent de jour en jour. Je ne crois pas ce malade à l'abri d'une récidive.

Desmon , caporal d'ouvriers d'administration; Hemet, sergent-major au 1er régiment de ligne, ont été complétement guéris de mentagres rebelles ; tandis que Marc, du 1er régiment de ligne , a vu jusqu'à sa sortie se renouveler constamment quelques pustules.

Gaborel , du 4e bataillon de chasseurs d'Orléans, porte un lichen agrius qui a envahi tous les tégumens de la tête aux pieds. Ce n'est que vers le 4e jour que la maladie semble s'amender sous l'influence de transpirations abondantes provoquées avec peine. La guérison s'opère brusquement, mais en même temps Gaborel se plaint de maux de tête et de surdité. Une saignée, un purgatif réitéré triomphent de ces accidens dont la cause ne peut être méconnue. L'état du malade reste satisfaisant jusqu'à sa sortie.

Les autres dartreux n'offrent rien de particulier à l'exception de Lego, du 5ᵉ hussards, qui présente un cas de lèpre remarquable, et dont la guérison a été sans aucun doute entravée par les fréquents écarts de régime et l'indocilité du malade.

Mais ce qu'il est important de signaler, c'est que tous les cas de lichens, de prurigo, et de lèpre, avaient un caractère syphilitique marqué ; en d'autres termes n'étaient que des syphilides. Et malgré cette origine spéciale, ils ont été traités avec le plus grand succès par l'eau thermale de Bourbon-l'Archambault. Ce résultat est des plus précieux, car personne n'ignore aujourd'hui que les eaux sulfureuses qui, de toutes les eaux minérales, semblent devoir être les plus propres à combattre les affections syphilitiques, ne font au contraire que les exaspérer (1). Et ce n'est pas seulement aux syphilides que ces eaux de Bourbon-l'Archambault. sont applicables avec succès, mais à toutes les formes secondaires et tertiaires de la syphilis. Ma pratique m'a offert plusieurs cas d'exostoses et d'ulcérations des muqueuses dont les eaux de Bourbon ont triomphé, mais qu'il m'est interdit de rapporter dans ce compte rendu qui n'a pour objet que les salles militaires. Outre l'ophthalmie avec arthrite blénorrhagique que j'ai citée, je me bornerai donc a signaler le nommé Baudoin, du 13ᵉ régiment de chasseurs, envoyé aux eaux pour une névralgie sciatique, mais dont l'affection la plus grave était certainement des ulcérations syphilitiques à l'arrière-bouche et au voile du palais dont il ne conservait aucunes traces à sa sortie.

(1) Ce résultat depuis long-temps connu, vient d'être de nouveau constaté par M. Ch. de Bordeu, inspecteur-adjoint des eaux de Cauterets, dans un mémoire présenté à l'académie de médecine et publié dans la Revue des eaux minérales du mois d'août 1843.

J'aime à croire , M. l'Intendant , que vous trouverez des motifs suffisants pour justifier la longueur de ce rapport dans la nécessité de fixer l'attention du corps médical de l'armée sur des eaux qu'il n'a pas eues a étudier jusqu'ici, d'indiquer la manière dont ces eaux se comportent, de spécifier les cas auxquels elles s'appliquent avec le plus de succès, enfin surtout dans le zèle et la sollicitude avec lesquels vous travaillez à la prospérité d'un établissement qui est appelé, je n'en doute pas, à rendre des services signalés à l'administration de la Guerre.

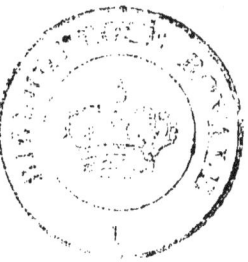

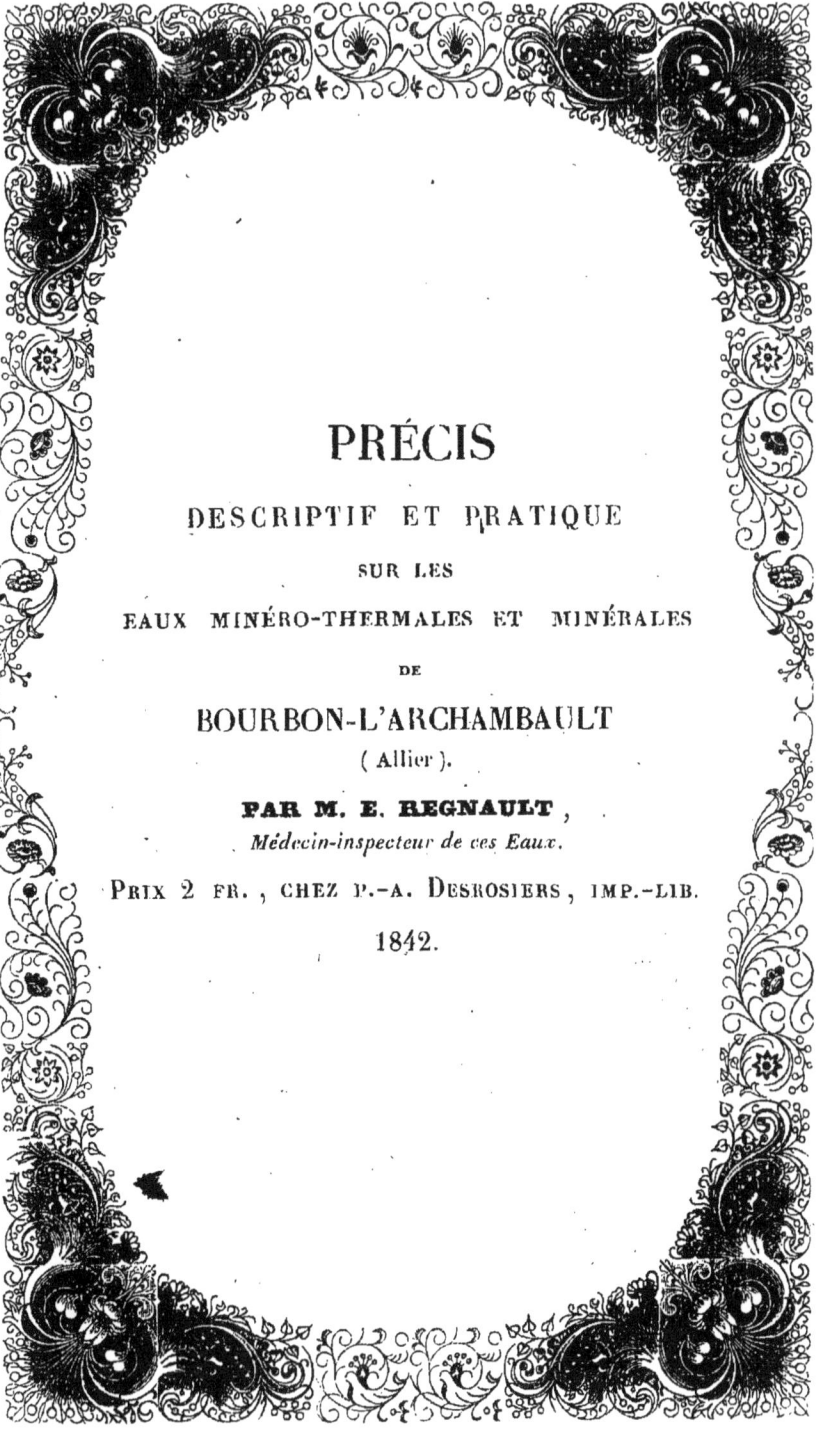

PRÉCIS

DESCRIPTIF ET PRATIQUE

SUR LES

EAUX MINÉRO-THERMALES ET MINÉRALES

DE

BOURBON-L'ARCHAMBAULT

(Allier).

PAR M. E. REGNAULT ,

Médecin-inspecteur de ces Eaux.

PRIX 2 FR. , CHEZ P.-A. DESROSIERS, IMP.-LIB.

1842.